TRAUMA UND BLOCKADEN:
ERKENNUNGSMERKMALE, KÖRPERLICHE SYMPTOME

INHALTSVERZEICHNIS

VORWORT

Nach meinen Ausführungen zu den Themen Kindstod, Migräne und ADHS begrüße ich euch zum vierten Werk meiner Reihe. Treue Leser möchte ich an dieser Stelle natürlich ganz besonders begrüßen. Für Neueinsteiger kann es sich an dieser Stelle anbieten, einen Blick in die besagten bereits erschienen Werke zu werfen, da manche Ausführungen und meine Art und Weise der Betrachtung klarer und einleuchtender werden können, sofern ihr etwas mehr über mein eigenes Leben und meine eigenen Erfahrungen wisst. In diesem Zusammenhang kann ich besonders mein erstes Werk empfehlen, indem ihr nicht nur durch ein "A-Z" persönliche Schilderungen meines Lebens erhaltet. In diesem Werk soll es um Traumata und Blockaden gehen. Damit können Naturkatastrophen und einschneidende Erlebnisse im Leben gemeint sein. Wie ihr aber erfahren werdet, können auch scheinbar banale Ereignisse in der Vergangenheit Blockaden verursachen. Unabhängig davon, wie schwerwiegend oder tief gehend Traumata und Blockaden sind – wichtig ist es, sich darüber bewusst zu werden und diese Blockaden letztlich zu lösen. Auf den folgenden Seiten werdet ihr wieder meine Einschätzungen zu lesen bekommen und unter anderem erfahren, was ich unter einer Behandlung verstehe und welche Fälle von Traumata und Blockaden unterschiedlichster Arten ich erlebt habe. Die "weiße Taube in finsterer Nacht" soll natürlich auch in dieser Ausgabe wieder fliegen, indem im Negativen auch hier wieder das Positive gesucht und auch gefunden wird. Ansonsten seid ihr Zeugen des wissenschaftlichen Status Quo, wenn es um die Definition, Symptomatik, Arten, Folgen und Therapie- bzw. Behandlungsmöglichkeiten von Psycho-Traumata geht. Inklusive sind Beschreibungen von Symptomen, welche speziell auf Kinder zutreffen und aus aktuellem Anlass auch Erläuterungen zu Flüchtlingen, verbunden mit möglichen Ereignissen, die auch und vor allem bei ihnen traumatische Spuren hinterlassen haben. Wie immer wartet also eine vielfältige, vielseitige und hoffentlich informative Ausgabe auf euch, die den individuellen Wissensdurst stillen kann und soll. Im Folgenden wird euch das Stöbern zunächst noch etwas einfacher gemacht, denn mit dem Kapitel "Aufbau der Lektüre" habt ihr den Lese-Kompass schon parat!

AUFBAU DER LEKTÜRE

In den nachfolgenden Kapiteln werdet ihr umfassend über das Thema "Trauma und Blockaden" informiert werden. Das Vorwort zu dieser Ausgabe meiner Reihe "Seelenknoten lösen mit Sophie" habt ihr ja bereits hinter euch gelassen. Im Kapitel "Definition und sprachliche Verwendung" erwarten euch grundlegende Informationen aus der Wissenschaft, die darlegen werden, was man unter einem Trauma per definitionem überhaupt versteht. Schließlich handelt es sich um eine Begrifflichkeit, die im Alltag häufig verwendet und teilweise auch unnötig oft und in falschen Momenten verwendet wird. Nachdem dies geklärt ist, werden im Unterkapitel "Arten von Traumata" ganz verschiedene Arten von Traumata vorgestellt, die von Psychologen beschrieben wurden. "Das" Trauma gibt es schließlich nicht, hingegen aber viele verschiedene Umstände und Hintergründe im Zusammenhang mit Traumata. Dabei wird die aktuelle Flüchtlingsproblematik ebenfalls indirekt zum Thema werden. Im Kapitel "Symptome" wird die Symptomatik vorgestellt, unter denen Traumatisierte, darunter auch Kinder, leiden und damit wird dargestellt, welche typischen Phasen sie durchgehen bzw. durchgehen müssen. Welche Folgen auf Betroffene zukommen, ist Gegenstand des darauffolgenden Kapitels. Denn je nach Definition fängt das eigentliche Trauma manchmal auch erst dann an, wenn das eigentliche traumatische Ereignis schon vorbei ist, aber nicht entsprechend aufgearbeitet werden konnte. Welche Möglichkeiten zur Therapie und

Behandlung existieren und wie solche Therapien in der Praxis zumeist aussehen, wird im gleichnamigen Kapitel "Therapie und Behandlung" aufgegriffen. In einem Exkurs erfahrt ihr, wie eine Behandlung bei mir aussieht bzw. was ich darunter verstehe – nicht nur bezogen auf Hilfesuchende, die mich wegen traumatischer Probleme aufsuchen. In weiteren Exkursen werdet ihr Fallberichte von Menschen kennenlernen, die mir ihre Blockaden manchmal freiwillig, aber auch unfreiwillig offenbart haben. Auch in diesem Werk und durch dieses Werk soll es natürlich wieder möglich sein, die "weiße Taube in finsterer Nacht" zu sehen. Diesbezüglich ist das entsprechende Kapitel zu empfehlen, das unter anderem über das posttraumatische Wachstum aufklären wird. Letzten Endes wird im abschließenden Kapitel ein finales Fazit gezogen. Immer wieder findet ihr in den einzelnen Kapiteln meine eigenen Einschätzungen und Schilderungen von Erfahrungen, so wie ihr es aus den vorherigen Büchern schon kennt. Ob es sich um den Stand der Wissenschaft oder um meine Eindrücke und Erfahrungen handelt, werdet ihr dabei schon an der Form der Ansprache erkennen. Nun aber genug der Worte und viel Spaß beim Lesen und Entdecken!

DEFINITION UND SPRACHLICHE VERWENDUNG

Das Wort "Trauma" ist in unserer Alltagssprache ein geflügeltes Wort, das häufig verwendet wird, ohne dass oftmals unterschieden wird, wann es sich um ein Trauma handelt oder worum es wirklich geht. In der Psychologie spricht man von einem Trauma, wenn eine seelische Verletzung vorliegt. Das Wort selbst stammt aus dem Griechischen und bedeutet "Verletzung". Dabei wurde nicht festgelegt, wodurch diese Verletzung geschaffen wurde. In der Medizin wird mit dem Wort Trauma eine körperliche Verwundung bezeichnet, welche durch einen Unfall oder durch Gewalt entstanden ist. Analog wird mit dem Begriff Trauma in der Psychologie eine starke psychische Erschütterung bezeichnet, welcher ein traumatisierendes Ereignis vorausging. Dieses sogenannte "Psychotrauma" wird sprachlich nicht einheitlich verwendet. Dabei kann es sich um das eigentliche auslösende Ereignis, also um den Trigger selbst handeln. Doch auch die Symptome oder das innere Leiden, welches durch den Auslöser entstanden ist, kann mit diesem Begriff beschrieben werden. Denn Psychotraumata spielen eine zentrale Rolle, wenn es um die weitere Entwicklung von psychischen Störungen geht. In diesem Werk soll der Fokus auf den Psychotraumata liegen.

WAS VERSTEHE ICH ALS TRAUMA ODER SCHOCK

Stell dir vor, du hast einen Unfall. Was macht dein Körper? Er schützt sich und nimmt eine Abwehrhaltung ein. Während eines Traumas passiert etwas Ähnliches. Der Körper stumpft ab oder blockiert. Er bleibt einfach hängen und öffnet seine Haltung nicht mehr, selbst wenn der Vorfall schon Jahre oder Jahrzehnte zurückliegen mag. Normalerweise wird das Geschehene noch in der Nacht in die Vergangenheit verschoben. Doch während eines Traumas funktioniert das einfach nicht. Hierzu habe ich eine Technik, welche das Trauma in 96 % aller Fälle erfolgreich in die Vergangenheit verschiebt.

Dabei ist es vollkommen egal, was dich in diese Situation gebracht hat oder bringt. Es kann etwas sehr Heftiges sein, wie ein Unfall mit Todesfolge, aber auch die vermeintlich kleinste Kleinigkeit, die einem anderen Menschen abstrus vorkommen mag. Völlig egal – du und deine Körper-Geist-Seelenkarte reagieren und das Trauma mit seinen körperlichen und seelischen Symptomen ist aktiv und nimmt seinen Lauf.

ARTEN VON TRAUMATA

Arten von Traumata gibt es in der Praxis und Realität viele. Sie sind in der Tat so zahlreich vorhanden, dass es schwierig ist, eine Kategorisierung vorzunehmen. Traumatisierende Ereignisse gibt es in diesem Zusammenhang wohl unendliche, denn wie ich in diesem Buch darlegen werde, müssen es nicht immer die klassischen Schocks sein, die für Traumata und Blockaden verantwortlich sind. Diese "klassischen Schocks" können sich beispielsweise als Naturkatastrophen, Kriege, Vergewaltigungen, Geiselnahmen, Unfälle mit ernsthaften Verletzungen, Kriegserlebnisse, Entführungen, Terroranschläge, Folter, politische Haft oder als gewalttätige Angriffe äußern. Weiterhin sind Traumata in Folge eines Kampfeinsatzes möglich. Vertreibung, medizinische Eingriffe, Beobachtung des Todes anderer, Tod der Eltern in der eigenen Kindheit, Verlust einer geliebten Person bzw. der Verlust der eigenen Kinder, lebensbedrohliche Krankheiten in der Kindheit bzw. eine emotionale oder körperliche Vernachlässigung in der Kindheit, welche zu einem Kindheitstrauma führt. All das sind Beispiele für verschiedene Ausprägungen und Formen von psychischen Traumata.

Je nachdem, wie günstig oder ungünstig die Bedingungen sind, können aber auch vermeintlich harmlosere Situationen zu Traumata führen, wie in diesem Buch in Form von Fallbeschreibungen noch aufgezeigt werden wird.

Schwere persönliche Angriffe, Schmähungen, Manipulation, Mobbing, emotionaler Missbrauch, Scheidungen und Trennungen, Konfrontation mit Traumata als Helfer und traumatisierende Geburtserlebnisse können nämlich genauso zu Traumata führen.

Neben den äußeren Umständen ist hierbei auch das innere Erleben des Ereignisses entscheidend. Ein Arzt wird auf eine Krisensituation logischerweise anders reagieren, als ein Mensch, der einen anderen Beruf ausübt, da Ärzte auf gewisse Situationen vorbereitet sind und genau dafür ausgebildet wurden. Menschen, die die Hoffnung nicht aufgeben, werden nicht sofort an akuter Todesangst leiden und können manche Ereignisse daher besser verkraften, als andere.

Historisches Trauma:

Eine weitere Art des Traumas ist das sogenannte historische Trauma. Solche Traumata gehen über mehrere Generationen und betreffen Kinder und teilweise sogar noch Kindeskinder, zumal diese die eigentliche Quelle des Traumas gar nicht kennengelernt haben. Sklaverei, Kriege, Völkermord, Enteignungen von Bevölkerungsgruppen und verschiedene Formen von Diskriminierung sind beispielsweise solche historischen Phänomene, die Traumata über mehrere Generationen hinweg auslösen können. Bei solchen historischen Ereignissen werden manchmal verschiedene Verhaltensweisen erlernt und ausgeführt, die sich dann fortsetzen und in die neue Zeit überführt werden, obwohl solche Verhaltensweisen dann gar nicht mehr notwendig sind. Eine Bevölkerungsgruppe, die keinen Zugang zu Bildung erlangen konnte, könnte beispielsweise dieses Trauma "vererben" und dafür sorgen, dass die Generationen danach ein tiefes Misstrauen gegenüber dem Bildungssystem empfinden.

Kollektives Trauma:

Ein kollektives Trauma ist ein Trauma, das nicht nur eine Person, sondern gleich eine gesamte Gesellschaft betrifft. Als Beispiel sind hier die Menschen im Mittelalter zu nennen, die unter der Pest litten. Massenvergewaltigungen, wie in Ruanda geschehen, können kollektive Traumata erzeugen, aber auch die Anschläge am 11. September, welche ein kollektives Trauma für die Vereinigten Staaten ausgelöst haben.

Typ I / Typ II-Traumata:

Bei einem Typ I-Trauma handelt es sich um ein Trauma mit einem einmaligen und kurzfristigen Ereignisfaktor. Es kann sich dabei um ein sogenanntes interpersonelles, "man made" Trauma handeln, welches vorsätzlich geschah. Als Beispiel wären hier sexuelle Übergriffe, wie auch körperliche oder kriminelle Gewalt zu nennen. Neben diesem interpersonellen Typ I-Trauma gibt es auch akzidentelle Typ I-Traumata. Verkehrsunfälle und Naturkatastrophen sind hier als Beispiele zu nennen. Sie werden Typ I zugeordnet, da sie "nur" einmal wirken und dann sofort Spuren hinterlassen. Die Typ II-Traumata haben hingegen wiederholte und langfristige Ereignisfaktoren. Interpersonelle Typ II-Traumata sind beispielsweise lang anhaltende und wiederholte körperliche Gewaltäußerungen, wie sie bei Kindesmisshandlung, politischer Haft oder Folter stattfinden. Akzidentelle Typ II-Traumata sind hingegen lang andauernde Katastrophen.

Eine weitere Einteilung und Untergliederung von Traumata ist ebenfalls möglich, und zwar wie folgt:

Medizinisches Trauma:

Sie können bei oder nach Krankheiten auftreten, die stark belasten, lebensbedrohlich sind oder das Leben tatsächlich verkürzen. Auch bei Invalidität können solche medizinische Traumata auftreten. Nach strapaziösen Operationen und komplexen Behandlungsverläufen, Behandlungsfehlern und bleibenden Schädigungen können diese Traumata ebenfalls entstehen.

Zuschauer-Trauma:

Man muss nicht immer direkt an etwas beteiligt sein, um traumatische Auswirkungen am eigenen Leib zu erfahren. Beim Bystander-Trauma entsteht das Trauma, wenn man dieses als Zeuge miterlebt, es aber nicht direkt spürt oder davon betroffen ist.

Sekundäres Trauma:

Ein sekundäres Trauma kann beispielsweise von Psychotherapeuten oder Pflegern in psychiatrischen Anstalten erlebt werden. Denn diese Menschen sind im Zuge ihres Berufs immer wieder mit Menschen konfrontiert, die selbst unter psychischen Störungen oder Traumata leiden. Durch die traumatischen Schilderungen der Patienten können Therapeuten und Betroffene auf diese Weise selbst belastet und traumatisiert werden.

Berufsbedingtes Trauma:

Berufsbedingten Traumata sind Berufsgruppen ausgeliefert, die logischerweise häufiger mit Situationen konfrontiert werden, die traumatisierendes Potenzial haben. Hier sind Polizisten, Feuerwehrleute und beispielsweise auch Ärzte, Rettungskräfte etc. zu nennen.

Individuelles/kollektives Trauma:

Es gibt außerdem Fälle, bei denen sich individuell erlebte Traumata und kollektive Traumata vermischen und in Kombination erlebt werden. Hier ist beispielsweise das Love Parade Unglück aus dem Jahr 2010 zu nennen, bei dem jeder einzelne Belastungen ausgesetzt war, die durch die allgemeine Massenpanik weiter verstärkt wurden.

Hierbei sollte allerdings festgehalten werden, dass solche Unterscheidungen in der Praxis nicht immer möglich und auch nicht immer sinnvoll sind. Es soll lediglich dargestellt werden, in welchen Bereichen und inwiefern sich Traumata in der Realität äußern können.

Der *freie Verband der Psychotherapeuten* ergänzt in diesem Zusammenhang übrigens noch eine weitere Unterscheidung, welche allerdings maßgeblich sein kann. **Bewusste und unbewusste Traumata**. Bewusste Traumata werden als solche wahrgenommen, wurden aber noch nicht überwunden. Bei unbewussten Traumata ist dem Betroffenen selbst nicht klar, dass er unter einem Trauma leidet und kann dementsprechend auch nichts dagegen tun.

TRAUMATISCHE ERFAHRUNGEN – FLÜCHTLINGE

An dieser Stelle und aus aktuellem Anlass soll eine spezielle Art des Traumas noch etwas genauer thematisiert und aufgegriffen werden. Dabei geht es um "die Flüchtlinge", sprich die Flüchtlinge, die in ihren jeweiligen Herkunftsländern grausame Erfahrungen gesammelt haben und nun mit den Folgen zu leben haben. Teilweise auch in Deutschland, wo "die Flüchtlinge" von vielen pauschal abgewertet werden, zumal Asylsuchende völlig unterschiedliche Motivationen haben können. *Refugee-trauma.help* hat verschiedene Erfahrungen von Flüchtlingen zusammen getragen, die, verständlicherweise, Traumata mit typischen Symptomen erleiden.

Manche Flüchtlinge erleben Bedrohungen, körperliche Gewalterfahrungen, Folter, Schmerz und Angst. Diese Bedrohung kann vom familiären Umkreis ausgehen und hat nicht selten einen politischen bzw. religiös motivierten Hintergrund in deren Herkunftsland. Solche Bedrohungen und Gewalteinwirkungen erfahren Flüchtlinge mitunter aber auch in den Ländern, in denen sie eigentlich Schutz suchen. Viele Frauen sind Opfer von Vergewaltigungen und Zwangsprostitution geworden. In Kriegs- und Krisengebieten werden sie Zeugen von Bombenangriffen, Kämpfen und Gewalt und müssen mit ansehen, wie Menschen vor ihren Augen sterben. Dabei sind auch sekundäre Traumatisierungen möglich, da sie oft auch einfach nur mitbekommen bzw. geschildert bekommen, welche Form von Gewalt eingewirkt hat. Zu traumatischen Verletzungen kommt es auch dann häufig, wenn Eltern, Kinder, Ehepartner, Geschwister und Freunde zu Tode kamen. Teilweise werden Unschuldige zu Tätern, weil sie dazu gezwungen werden. Auf Kindersoldaten trifft dies beispielsweise zu. Viele Flüchtlinge waren vielen Umgebungswechseln ausgesetzt, weshalb Kontinuität für sie im weiteren Verlauf ihres Lebens wichtig sein wird. Beziehungsabbrüche und vermisste Kinder sind die Folge. Auf Sicherheit muss verzichtet werden. Armut, Hunger, Durst, Kälte und Krankheiten sind an der Tagesordnung. Eines der wichtigsten Motive, das in diesem Zusammenhang Traumata bei Flüchtlingen verursacht, ist das Gefühl der Ohnmacht. Schuldgefühle sind vorherrschend, teilweise auch völlig unberechtigt, wenn Eltern ihre Kinder beschützen und sie letztlich deswegen sterben müssen. Nach diesem sehr aktuellen Beispiel einer besonders akuten Art und Form des Traumas, möchte ich einige persönliche Erfahrungen anhängen, die ich im Zusammenhang mit Traumata-Arten gesammelt habe.

TRAUMATISCHE ERFAHRUNGEN – OP

Nicht selten stoße ich auf Menschen, die traumatische Erfahrungen direkt nach einer OP gesammelt haben. Es handelt sich zum Beispiel um tief greifende Traumata nach einer Narkose. Ich stelle in diesen Fällen fest, dass sich die Gehirnschranke nicht vollkommen geschlossen hat und die Verbindung zur "außerkörperlichen Erfahrung" nicht sauber verarbeitet oder geschlossen wurde.

Die Hilfesuchenden fühlen sich oft völlig unsicher, können ihre Wahrnehmungen nicht erklären und haben das Gefühl, es sei jemand anwesend, oder sie würden plötzlich Stimmen hören. Sie sehen Schatten, Schemen, Fratzen oder Farben. Das Ganze wird oft psychischen oder gesundheitlichen Problemen zugeschoben. Alles, was mit der eigenen Psyche zu tun hat, wird oft und gern lange verschwiegen. "Was sollen denn die anderen denken?", so die innere Frage. Erst wenn nichts mehr geht, vertrauen sie sich jemandem an.

TRAUMATISCHE ERFAHRUNGEN – GEBURT/SCHWANGERSCHAFT

Oft höre ich aber auch von Traumata, die bei der eigenen Geburt oder während der Schwangerschaft der eigenen Mutter erfahren wurden und welche schließlich zu Blockaden im Körpersystem führen. Beispiele hierfür sind ein ungeborener Zwilling im Leib der Mutter, die Nabelschnur, die sich um den Hals wickelt, lebensbedrohliche Situationen, versuchte Abtreibung, Sauerstoffmangel, Unfälle während der Schwangerschaft, Scheidungen, Todesfälle, Verlust, Schocks oder laute Geräuschquellen, denen man als Ungeborener ausgesetzt war.

Ärzte, Hebammen und Pflegepersonal äußern in dieser Zeit häufig Aussagen wie: "ob er das schafft?", "der hat es mal schwer", "er wird nie richtig laufen können" etc. Solche Aussagen haben nicht selten extreme Ähnlichkeit mit den späteren Themen der Hilfesuchenden.

SYMPTOME

Laut *Psychotraumatologie.de* äußert sich ein Trauma in verschiedenen Phasen. Die erste Phase, durch die Traumatisierte gehen, ist die Phase des Schocks. In dieser Phase sind Verwirrtheit und Amnesie vorherrschend. Es ist schlichtweg die Unfähigkeit, sich an wichtige Daten zu erinnern. Dabei kann es sich um die eigene Telefonnummer oder um die Hausnummer handeln. Diese Schockphase kann eine Stunde anhalten, aber auch mehrere Wochen andauern. Im Zustand des akuten Schocks ist die Haut bleich, die Atmung ist schnell und flach, Betroffene haben einen benommenen Blick und glauben, sich an einem anderen Ort zu befinden. In dieser Phase ist es wichtig, den Betroffenen zu beruhigen und den Kreislauf zu stabilisieren. Medizinische Maßnahmen sind den psychologischen Maßnahmen vorzuziehen, dennoch ergänzt sich beides in der Praxis.

Nach der ersten Phase des Schocks erlebt man nun die Einwirkungsphase. Heißt: die stärkste Erregung ist abgeklungen, doch die Ereignisse nehmen einen in dieser Phase, die bis zu zwei Wochen dauern kann, immer noch in Anspruch. Zwangsartig müssen die Vorfälle geschildert werden. Selbstzweifel, Depression, Gefühle der Hoffnungslosigkeit und Ohnmacht machen sich breit. Gefühle der Unsicherheit wechseln sich mitunter mit Wutanfällen ab. Einschlafstörungen, Gedächtnisprobleme, Schwierigkeiten beim Konzentrieren, Albträume und Nachhallerinnerungen sind in dieser Phase ebenfalls häufig zu beobachten. Sollte man beispielsweise überlebt haben und ein enges Familienmitglied nicht, kann es sogar dazu kommen, dass man sich innerlich Vorwürfe macht, überlebt zu haben, während es ein anderer nicht geschafft hat. Dieses Phänomen nennt man Überlebensschuld. Nach diesen beiden Phasen schließt sich die Erholungsphase an. Nach zwei bis vier Wochen beginnt die Erholung vom Trauma. Verzögerungen können auftreten. Die Phase kann aber auch ganz ausfallen, wenn sich weitere schlimme Nachrichten und belastende Inhalte anschließen und nachfolgen. Nicht durch jeden Gedanken stürzt man sich innerlich in Untiefen. Das Interesse am Leben kehrt allmählich zurück, der Blick wandert nach und nach wieder Richtung Zukunft. Weiterhin ist das traumatische Ereignis allerdings von zentraler Bedeutung. Es kann noch einige Zeit in Anspruch nehmen, bis sich das Weltverständnis wiederhergestellt hat bzw. bis es sich entsprechend angepasst hat. Manchmal gibt es Anlass, über das Leben und Zukunftspläne nachzudenken und diese ggf. zu ändern. Sollte sich diese Phase der Erholung aus unterschiedlichsten Gründen nicht eingestellt haben, kann es zu traumatischen Folgen kommen.

SYMPTOMATIK BEI KINDERN

An dieser Stelle sollen Traumata bei Kindern als Spezialfall Erwähnung finden, denn für Kinder sind solche einschneidende Erlebnisse häufig besonders intensiv, da sie das Erlebte anders und intensiver verarbeiten bzw. sich nicht wie Erwachsene ausdrücken oder erklären können. Kinder bilden im Laufe ihrer Entwicklung nämlich erst kognitive Schemata, in welche Erfahrungen aufgenommen und eingeordnet werden können. Diese Schemata sind aber erst dabei, sich zu erweitern. Daher werden Kinder von einschneidende Traumata häufig überfordert, weshalb sie ihre Empfindungen nicht sprachlich ausdrücken können. Einordnungen in das Realitätsschema („es ist wirklich passiert"), in das Selbstbild („ich war es, dem es widerfahren ist"), oder in ein Zeitschema („jetzt ist es vorbei") sind daher nicht möglich. Besonders schwer wiegt in diesem Zusammenhang auch das Thema Verantwortung. Denn wurden Familienmitglieder traumatisiert, empfinden Kinder häufig Scham, Schuld, Wut und Rachegefühle. Da die Erfahrungen stark sinnlich auf sie eingewirkt haben, konnten die Informationen nicht differenziert in das Gedächtnis integriert werden, was häufig dazu führt, dass eigentlich nebensächliche Details an die Angsterfahrung gekoppelt wurden. Dabei kann es sich beispielsweise um Tapetenmuster, Farben oder Gerüche handeln, die mit dem Erlebnis verbunden werden und auch nach dem eigentlichen Erlebnis noch Angst auslösen können. Gefühlsreaktionen sehen bei Kindern dann so aus, dass sie zu impulsivem und aggressivem Verhalten neigen (Verteidigungsreaktion), vermeidendes Verhalten an den Tag legen oder reflexartiges gelähmtes Verhalten (Totstellreflex) zeigen. Diese Stresserscheinungen ohne eine wirkliche reale Gefahr verzerren das Vertrauen des Kindes im Hinsicht auf die eigene Körperwahrnehmung und Gefühlswelt. In der Folge haben traumatisierte Kinder Probleme, ihre Gefühle auszudrücken, Probleme, ihre Gefühle in Worten auszudrücken, was letztlich das Handeln und Reagieren behindert und impulsives Verhalten fördert.

Sie verlieren die Fähigkeit, die Intensität von Gefühlen und Impulsen zu kontrollieren und können emotionale Zustände daher nicht erträglich gestalten. Die Folge: Regulation von außen. Dazu zählen aggressive und selbstschädigende Handlungen, Essstörungen und Suchtprobleme.

TRAUMA BLOCKADEN UND KÖR-PERLICHE SYMPTOME

Trauma und Blockaden können die Folge von vielen grausamen Ereignissen sein. Trauma und Blockaden können Auswirkungen von bestimmten Medikamenten oder die Folge eines anaphylaktischen Schocks sein. Weiterhin sind hier als Auslöser Narkose, Unfälle, Todesfälle, Verlust generell oder ganz allgemein: einfache Dinge des Lebens zu nennen, die den Einzelnen tief berühren. Wie der Begriff "Blockade" es bereits impliziert, verharrt der Körper in diesen Fällen in einer Starre und nichts geht mehr. Durch ein solches Trauma werden Blockaden im Körper ausgelöst, die zumeist den Ursprung des "Themas" spiegeln.

Alles, was beispielsweise mit den Atemwegen und mit der Lunge zu tun hat, nimmt einem häufig nicht nur sprichwörtlich "die Luft zum Atmen".

"Es hat mich aus der Spur geschmissen" bzw. "es hat mich aus der Bahn geworfen" steht in Verbindung mit allem, was sich in den Bandscheiben und in bzw. an der Wirbelsäule zeigt.

Alles, was sich an der Wirbelsäule, den Gelenken, den Fingern, Händen und Beinen zeigt und bis hin zum Rundrücken und Schiefhals führt, steht in Verbindung mit dem Satz "ich lasse mich nicht verbiegen!"

Habt ihr Probleme mit dem Herzen, mit Kurzatmigkeit? Verspürt ihr ein Stechen in der Brust oder im Rückenbereich? Dann trifft folgende Aussage vielleicht gerade ebenfalls auf eure Situation zu: "Es bricht mir das Herz!" bzw. „versteinertes Herz".

Es gibt noch weitere solcher Sprichwörter, die mit körperlichen Symptomen verbunden werden können. Alle Arten von Magenproblemen, Sodbrennen, Gallensteine bis hin zu Koliken? "Da geht mir die Galle hoch."

"Das kann ich nicht verdauen" oder "das liegt mir schwer im Magen" kann mit allen Arten von Darmproblemen, Reizhusten, einem aufgeblähten Bauch, Darmgeräuschen bis hin zum Darmverschluss im Zusammenhang stehen.

Sollten bestimmte Nahrungsmittel "im Hals stecken bleiben", verspürt man das Gefühl, "einen Kloß im Hals zu haben", dann schnürt es einem im Leben gerade wirklich den Hals zu.

FOLGEN

Auf der Website der *Deutschen Gesellschaft für Psychotraumatologie* werden die Folgen von Traumata thematisiert. Denn bei einem Drittel der Trauma-Betroffenen stellen sich im Nachhinein Krankheitsbilder ein, wie beispielsweise das **posttraumatische Belastungssyndrom**. Schließlich haben traumatisierende Ereignisse die Macht, Spuren in der Psyche des Menschen zu hinterlassen. Posttraumatischer Stress ist dabei keineswegs ein Zeichen von Schwäche, sondern ein Indiz der Bemühungen, welche das Gehirn unternimmt, um die Ereignisse zu verarbeiten. Es ist eine natürliche Reaktion von Körper und Geist auf das Erfahrene. Wie gut ein Trauma verarbeitet werden kann, hängt dabei von verschiedenen Faktoren und Variablen ab. Wie sieht die Lebensgeschichte des Betroffenen insgesamt aus? Wie war dessen Verfassung zur Zeit der traumatischen Einwirkung? Wie verhält es sich mit der Schwere und Dauer der Traumatisierung? Bei den meisten Menschen verschwinden posttraumatische Beschwerden wieder von selbst. Wirken hingegen verschiedene Faktoren auf die Betroffenen ein, dann können Symptome fortbestehen, obwohl das traumatische Ereignis selbst schon Monate oder Jahre zurückliegen kann. In diesem Zusammenhang spricht man von einer Traumafolgestörung.

Sobald posttraumatische Beschwerden länger als vier Wochen anhalten, spricht man vom Krankheitsbild der sogenannten posttraumatischen Belastungsstörung (PTBS).

Wurden die Erlebnisse als besonders intensiv erlebt, liegen eventuell schon weitere traumatische Belastungen vor, dann ist das Eintreten der besagten Störung wahrscheinlicher. Wie aber bereits beschrieben müssen nicht vier Wochen für das Auftreten der Störung vergehen. Teilweise können Beschwerden auch erst Wochen oder Monate nach dem traumatischen Erlebnis auftreten.

Ulrich Sachsse hat die Symptome eines Traumas im Zuge eines 2009 erschienen Werkes *"Traumazentrierte Psychotherapie"* in drei Gruppen eingeteilt: 1. Intrusion, 2. Konstriktion und 3. vegetative Übererregung. Als Intrusion bezeichnet man dabei das zwanghafte wieder erinnern und wiedererleben eines traumatischen Ereignisses. Häufig ist ein Schlüsselreiz, ein sogenannter Trigger, für diese Intrusion verantwortlich. Auf diese Weise drängen traumatische Inhalte wieder in das Bewusstsein. Eine besondere Form der Intrusion ist das geläufige Phänomen des Flashbacks. Die Konstriktion stellt ein Vermeiden dar. Es sollen als bedrohlich empfundene Situationen vermieden werden. Damit gehen auch noch weitere Symptome, wie sozialer Rückzug, psychische Erstarrung und emotionale Taubheit einher. Der Betroffene hat damit keine Möglichkeiten, aus seiner Situation zu entfliehen und verfällt in eine Schockstarre bzw. gerät in einen Totstellreflex. Die darauffolgende Übererregung (auch Hyperarousal genannt) äußert sich durch übertriebene Unruhe, Schlafprobleme, Reizbarkeit, aggressives Verhalten, Konzentrationsstörungen und durch weitere psychosomatische Symptome.

INTRUSIVE SYMPTOME

Erinnerungen an das Ereignis, verbunden mit ungewolltem Denken an eben jenes Ereignis, sowie zwanghafte Beschäftigungen mit den Gedanken rund um das traumatisierende Szenario. Außerdem kann es zu Tagträumen und Albträumen kommen, die damit eng in Zusammenhang stehen. Flashbacks wurden im Kontext ja bereits thematisiert. Die vergangenen Ereignisse werden plötzlich abgerufen und man erlebt sie so, als seien sie gegenwärtig. Bei äußeren oder inneren Intrusionen, die beispielsweise durch Schlüsselreize ausgelöst werden, kann es zu sehr heftigen Reaktionen, vergleichbar mit Panikattacken, kommen.

KONSTRIKTIVE SYMPTOME

Bei der Konstriktion kommt es häufig zur Abspaltung zwischen dem, was wahrgenommen wird und einem Affekt. Durch diesen Mechanismus versucht die Psyche, dem Zustand und den Auswirkungen der Intrusion zu entgehen, um sich zu schützen. Diese Abspaltung wird Dissoziation genannt. Sonderformen dieser Dissoziation sind Depersonalisierung und Derealisation. Zu den konstriktiven Symptomen zählen außerdem die Unfähigkeit zur Erinnerung an bestimmte Details. Diese Amnesie kam durch einen Verdrängungsmechanismus zustande, durch den man selbst geschützt werden soll. Die Fähigkeit, sich zu freuen, zu lieben, aber auch Trauer zu empfinden, ist eingeschränkt. Dies kann gar zu einer völligen emotionalen Erstarrung (Numbing bzw. Depression) führen. Die "Avoidance" tritt ein, also das Verhalten, alles zu vermeiden, was an das Trauma erinnern könnte. Das gilt für Gedanken, Gefühle, Orte, die mit dem Trauma im Zusammenhang stehen, Personen, die involviert waren oder gar das Vermeiden von ähnlichen Orten oder Personen. Aus Angst vor Albträumen kann sogar das Einschlafen bewusst verhindert werden. Es kommt zur gedanklichen Vorwegnahme von Worst-Case-Szenarien, um Erinnerungen an Traumata zu vermeiden und um erneute Traumata gleichzeitig zu verhindern. Es kommt zu Gefühlszuständen der Hilflosigkeit, zum Verlust von Selbstsicherheit, Sicherheit und Geborgenheit im Leben. Auch ein Grundvertrauen in das Leben und die Mit-

menschen geht verloren. Daher kommt es zu Entfrem-
dungsgefühlen. Außerdem ist man häufig unfähig, das Erlebte zu verarbeiten, indem man darüber spricht, da man
die Ereignisse nicht in Worte fassen kann.

ÜBERERREGUNG

Zuletzt kommt es zur besagten Übererregung, zum Hyperarousal, welche einer chronischen Dauerstress-Reaktion gleicht. Das sympathische Nervensystem wird aktiviert, was bei akuten Gefahrensituationen der Fall ist. Nach Minuten, manchmal aber auch erst nach Stunden, baut das Belastungsereignis wieder ab. Bei traumatischen Erinnerungen, die nicht integriert wurden, findet dieser Abbau allerdings nicht statt und die Reaktion läuft einfach weiter. Daher kommt es zu pathologischen Symptomen wie Herzrasen, Zittern, Übelkeit, Drehschwindel, Schreckhaftigkeit, Verspannungen etc. Außerdem können häufige Schlafstörungen auftreten. Es kommt zu erhöhter Wachsamkeit oder gar Wachheit. Trotz des erlebten Traumas können Betroffene nach außen hin ruhig wirken, da sie sich mitunter stark kontrollieren können, denn das Trauma wird bzw. wurde als starker Kontrollverlust erlebt. Durch diese Phase des Dauerstresses kann es zu Konzentrationsschwierigkeiten, Gedächtnisproblemen und erhöhter Reizbarkeit kommen. Es kommt daraufhin entweder zu einer Remission und das traumatische Erlebnis wird integriert. Bei schweren Traumata, die beispielsweise in der Kindheit stattfanden, ist eine Integration auch nach langer Zeit nicht möglich.

Traumatische Erlebnisse erhöhen im Übrigen die Wahrscheinlichkeit, an diversen anderen psychischen

Erkrankungen zu erkranken. Dazu zählen auch und vor allem die Dysthymie (lang anhaltende depressive Verstimmung), somatoforme Störungen, Phobien, generalisierte Angststörungen, Medikamenten-missbrauch, Nikotinsucht und Suizidalität.

Neben solchen posttraumatischen Belastungsstörungen und Reaktionen gibt es noch weitere Folgeerkrankungen, Störungen und Belastungsreaktionen, die zwar dem besagten Belastungssyndrom ähneln, dennoch aber differenziert zu betrachten sind. Sie werden unter anderem von *"Neurologen und Psychiater im Netz"* beschrieben.

Beispielsweise wird dort die sogenannte **akute Belastungsreaktion** aufgegriffen. Zu einer solchen akuten Belastungsreaktion kann es schon wenige Minuten nach der erlebten Belastung (beispielsweise Katastrophen, Unfälle, Vergewaltigung) kommen. Innerhalb von Stunden oder Tagen klingt diese Reaktion allerdings ab, hält keinesfalls länger als einen Monat an. Diese Reaktion kennzeichnet sich durch eine vielfältige Symptomatik mit vielen Symptomen, die abwechselnd auftreten können. Dazu zählen Bewusstseinseinengungen, Desorientiertheit, Aufmerksamkeitsdefizite und ein Gefühl der Betäubung. Es entsteht eine innere Distanzierung vom Erlebten, was auch als posttraumatische Dissoziation bezeichnet wird. Weiterhin führt eine solche akute Belastungsreaktion zu sozialem Rückzug, zur Unfähigkeit, das Geschehene in Worte zu fassen und weiterhin auch zu Unruhe und

Hyperaktivität. Erregung tritt schneller ein, Betroffene sind schneller gereizt. Es kommt in diesen Fällen auch zu körperlichen Symptomen, wie zu Schweißausbrüchen, zu Errötung bzw. Blässe, zu einer beschleunigten Herztätigkeit, zu Übelkeit oder Kopfdruck. Des Weiteren können Erinnerungslücken bezüglich des Ereignisses bestehen bzw. zurückbleiben.

In der Wissenschaft wird als mögliche weitere Folge von Traumata die sogenannte **Anpassungsstörung** beschrieben. Auch hier liegt eine psychosoziale Belastung vor, welche durch den Tod des Partners, durch Trennungen, Erkrankungen, Arbeitslosigkeit, Konflikte am Arbeitsplatz, Geburt eines Kindes etc. entstehen kann. Es muss sich also nicht um katastrophale oder außergewöhnliche Ereignisse handeln. Entscheidende Lebensveränderungen reichen in diesen Fällen aus. Während des Prozesses der Anpassung kommt es zu Bedrängnis-Gefühlen und zu emotionalen Beeinträchtigungen, welche Wahrnehmung und Leistung des Betroffenen einschränken. Je nachdem, welche Belastung konkret vorliegt, wird in verschiedene Subtypen unterschieden und Klassifikationen werden vorgenommen. Dabei werden kurze von längeren depressiven Reaktionen (Dauer von bis zu zwei Jahren) unterschieden. Angstzustände und depressive Reaktionen können vermischt vorliegen und auftreten. Das Sozialverhalten kann im Zuge einer Anpassungsstörung gestört werden. Andere Gefühle können ebenfalls beeinträchtigt bzw. gestört sein.

THERAPIE UND BEHANDLUNG

In der Praxis gibt es laut *traumatherapie.org* nicht nur eine Therapie oder Behandlungsform, die bei Traumata Besserung versprechen kann. Die Verhaltenstherapie versucht, die schmerzhaften und intrusiven Denkmuster zu verändern, welche das Verhalten der Betroffenen dominieren. Entspannungs- und Expositionstechniken können unter anderem dazu beitragen, dass sich das Verhalten bessert und die Belastung der Traumatisierung abnimmt.

Bei einer psychodynamischen Psychotherapie wird versucht, Bewältigungsstrategien und Entspannungstechniken an den Betroffenen zu übermitteln. Ressourcen sollen aktiviert werden. Außerdem werden die persönlichen Werte eines Menschen ergründet und zeitgleich soll festgestellt werden, wie sich das Verhalten durch die traumatische Einwirkung verändert hat bzw. wie und inwiefern es beeinträchtigt wurde.

Letzten Endes gibt es auch medikamentöse Therapien, bei dem beispielsweise Antidepressiva und Beruhigungsmittel eingesetzt werden, um eine Linderung der Problematik zu erzielen.

Natürlich gibt es noch viele weitere, auch moderne Ansätze, um therapeutisch einzuwirken. Doch die beschriebenen Methoden sind wohl die klassischen einer Trauma-

Behandlung. Alternativ sind hier narrative Verfahren, bei dem das Trauma in die eigene Geschichte integriert werden soll. Hierzu gehören unter anderem Kunst- oder beispielsweise auch Gestalttherapien, die, je nach Individuum, Erfolg versprechen können.

Die besagten Therapien, die typischen psychotherapeutischen Behandlungen gliedern sich dabei in die drei folgenden Phasen.

1. Phase der Stabilisierung

Zunächst wird es in dieser Phase wichtig und vonnöten sein, eine therapeutische Beziehung aufzubauen, die Sicherheit vermittelt. Damit soll dem Patienten ermöglicht werden, dass er seine Sicherheit wiedererlangen kann. Gleichzeitig wird die Kontrolle über die eigenen Symptome und das eigene Verhalten verbessert und entwickelt. Dabei kann es sich für die Betroffenen anbieten, wenn sie vieles über ihr Leiden und ihre Störung erfahren. Ursachen, Symptome und vor allem das Wissen, dass die Reaktion in der vorliegenden Form normal und verständlich ist. Weiterhin soll die Therapie dazu beitragen, dass die Fähigkeiten des Patienten gefördert werden. Mit verschiedenen Übungen im Zusammenhang mit Vorstellungen soll gewährleistet werden, dass Flashbacks, Albträume und Begleitreaktionen besser gemanagt werden können. Dadurch trägt man zur eigenen Heilung des Patienten und zeitgleich zu mehr Eigenverantwortung und Eigensteuerung bei. Bei Depressionen, Schlafstörungen etc. können zusätzlich

Medikamente zur Therapie verschrieben werden. Bei der Gefährdung zur Selbstverletzung kann es nötig sein, an alternativen Verhaltensweisen zu arbeiten.

Weiterhin können sich Angebote bezüglich Körperwahrnehmung, Spannungsreduktion und Selbstfürsorge für den Patienten lohnen. In diesem Zusammenhang kann das Erlernen von progressiver Muskelrelaxation und autogenem Training Sinn machen. Je nach Gelegenheit sind Familien- oder Paargespräche erforderlich, abhängig davon, wer vom erlittenen Trauma betroffen ist. Die Dauer dieser ersten Phase kann in der Praxis stark abweichen. Bei manchen kann diese erste Phase der Therapie schon ausreichen, bei anderen schließt sich hingegen unmittelbar oder nach einiger Zeit die zweite Phase an.

2. Phase der Trauerbearbeitung

Die Methoden, die der Phase der Stabilisierung zugeschrieben wurden, werden auch während der weiteren Phasen genutzt und fortgeführt. Die Phasen sind dabei auch nicht strikt voneinander getrennt, sondern können sich überlappen, ineinander übergehen bzw. sich abwechseln.

Die Traumabearbeitung, das eigentliche Ziel dieser zweiten Phase, zeichnet sich durch ein strukturiertes und kontrolliertes, sowie dosiertes Wiedererleben zentraler Aspekte des Traumas aus. Dadurch wird der Verarbeitungsprozess, der im Hirn ohnehin stattfindet, verstärkt und intensiviert. Die Speicherung der traumatischen Erlebnisse im Hirn wird verändert und durch das Wiedererleben kann die Integration in die Gesamtpersönlichkeit gelingen.

Eine Konfrontation mit dem Trauma kann durch die Bildschirmtechnik oder durch das EMDR (Eye Movement Desensitization and Reprocessing) gelingen. Diese Technik zeichnet sich dadurch aus, dass die Patienten und Betroffenen keine Re-Traumatisierung erleiden und damit auch nicht nochmal die Kontrolle verlieren. Die Kontrolle des Patienten hat hingegen Vorrang und oberste Priorität. Durch die besagte Bildschirmtechnik wird das traumatische Erlebnis gezielt und gesteuert erneut erlebt, sodass die Informationsverarbeitung des Betroffenen im Nachhinein beschleunigt ermöglicht wird, damit das Trauma als Erinnerung eingespeichert werden kann. Die Situation wird somit auch anders bewertet und auch die eigene Rolle im Zusammenhang mit dem Trauma wird anders gesehen. Dadurch wird das Selbstwertgefühl verstärkt und die Vorstellung in der passiven Opferrolle zu sein, passt sich ebenfalls zum Guten an. Selbstvertrauen in die eigene Person und in eigene Fähigkeiten entwickelt sich.

3. Phase der Integration

Diese Phase ähnelt wieder der klassischen Form der Psychotherapie. Das Geschehen wird weiter verarbeitet, indem es integriert wird. Trauerarbeit ist vonnöten, neue Bewältigungsstrategien müssen entwickelt werden.

Patienten fühlen sich wieder stärker, sodass sie die richtigen Entscheidungen für ihr weiteres Leben fällen können. Auch in dieser Phase kann es noch sinnvoll sein, zusätzliche Hilfe eines Sozialarbeiters zu erlangen oder aber die Problematik weiterhin gegebenenfalls in Paar- oder Familientherapien aufzuarbeiten.

EXKURSION:

BEHANDLUNG – WAS VERSTEHE ICH DARUNTER?

In erster Linie verstehe ich unter einer Behandlung nichts Medizinisches. Ein Thema kann ich mir schließlich auch erarbeiten und es behandeln. Es ist vergleichbar mit einem Referat, das ich halten muss. Hierfür muss ich die Fakten zusammentragen. Ich öffne meine Intuition auf allen Ebenen, führe das Gespräch mit dem/der Hilfesuchenden, zumal die Licht- und Klangsignatur schon seit Beginn an aktiv ist. Daraufhin zeigt sich das Thema. Wir holen es in das Verständnis, betrachten es von einer neutralen Position aus und lösen die dahinterliegenden, einschränkenden und hinderlichen Emotionen hin zu einer Erkenntnis. Damit ist das Thema behandelt.

Ich halte praktisch meiner Körper-Geist-Seele ein Referat und biete einen anderen Aspekt der Betrachtung an. Weiterhin gilt es, die dazugehörigen positiven Emotionen zu integrieren. Wenn ich hingegen immer dieselbe Route fahre, kann ich auch keine anderen Sehenswürdigkeiten wahrnehmen. Es ist vergleichbar mit einem Sportler, der seine Muskeln langfristig trainiert. Durch das häufige Er-

fahren von positiven Emotionen kann das gesamte Welt-
bild in anderen Farben erstrahlen und leuchten. Langsam
aber sicher wird sich die innere Haltung verändern.

EXKURSION:

FALLBESCHREIBUNG – LILLIFEE UND DER DRACHE

Am 12. Januar 2019 erlebte ich selbst einen sehr extremen Fall eines Traumas, welches sich durch eine "Schockstarre" äußerte. Der Vater Hans (*Name geändert) trug seine etwa sechs- bis siebenjährige Tochter auf dem Arm. Mir fiel sofort auf, dass das Kind Emma (*Name geändert) nicht zuletzt durch seine besondere Hautfarbe hervorstach. Das Mädchen war so weiß, wie ich es in meinem Leben noch nie gesehen habe. Sie war sehr groß und feingliedrig. Als ich nachfragte, ob es Emma denn nicht gut gehe und ob ihr schlecht sei, erhielt ich die Antwort, die Autofahrt sei ihr wohl nicht allzu gut bekommen. Ich fragte nach, was denn vorgefallen sei und verwies auf ihre Körperspannung, die, vergleichbar mit einer Bauchredner-Puppe mit langen Armen, schlichtweg überhaupt nicht vorhanden war. Ich erfuhr, dass im Auto die CD "Lillifee und das Drachenfest" lief. Eigentlich ist das eine CD, die für Kinder gemacht wurde, doch irgendwas muss Emma wahrgenommen haben, was sie in eine Schockstarre verfallen ließ, so meine Annahme. Ich fragte die Mutter Heidi (*Name geändert), ob ich Emma denn anfassen dürfte. Sie schaute mich etwas fragend und verwundert an. Daraufhin erklärte ich ihr, dass ich so etwas herausziehen bzw. ableiten könne. Etwas überrascht meinte sie: "Ja klar doch!" Im Anschluss erläuterte ich ihr, dass Emma das selbst jedoch erlauben müsse. "Emma, mein Schatz, darf die Tante dich anfassen?" Emma stellte daraufhin natürlich die typische Frage. "Warum?" Ich sagte ihr daraufhin, ich könne den Drachen zu mir nehmen. Eine winzige Regung war nun zu vernehmen und sie flüsterte plötzlich: "Ja!" Keine 30 Sekunden dauerte es, bis ihr Gesicht wieder Farbe erhielt und ich erklärte Heidi, dass sich die Anspannung in ihrer Gesäßmuskulatur gerade gelöst hatte. Die Mutter schaute Emma in dieser Zeit ins Gesicht und konnte die schlagartige Veränderung nicht fassen. Ich sagte Emma, sie solle sich nun vom Drachen verabschieden. Danach richtete sie sich auf und lächelte. Nach 20 Minuten begegnete ich ihnen wieder und Mutter Heidi versicherte mir, dass Emma nun wieder die Alte sei und ihr Papa für ihre Neckereien herhalten müsse. Heidi fragte mich daraufhin, woher ich das denn alles wüsste. Ich antwortete ihr damit, dass es eben meine Gabe sei. "Danke, danke, danke" rief sie mir beim Gehen noch zu. "Sie haben uns den Tag gerettet!"

Dies alles geschah während meines Promotion-Einsatzes im Zuge eines "zufälligen oder es ist mir zugefallen"-Treffen.

Epigenetische Verbindungen

Sehr oft kommt es übrigens vor, dass sich ein Thema über eine gesamte Familie oder zumindest über mehrere Personen erstreckt. In diesem Zusammenhang spreche ich von einer epigenetischen Verbindung im Familiensystem. Wie schon bei Heidi und Emma geschildert, ist hier eine epigenetische Verbindung aktiv, welche auf beide wirkt. Wir alle haben zu unseren Familienmitgliedern und den Ahnen eine epigenetische Verbindung, welche oft auch "Karma" genannt wird.

EXKURSION:

FALLBESCHREIBUNG – KANINCHEN

Bei einer anderen Hilfesuchenden äußerte sich das Trauma bzw. die Blockade seit Wochen in Atemnot und durch extremen Husten. Bezogen auf meine Nachfrage, wie lang sie denn schon darunter leide, sagte sie, sie habe es schon seit mehreren Wochen und müsse einen Lungenspezialisten konsultieren. Ich fragte sie, was ihr denn die Luft zum Atmen raube. Danach zeigte sie eine körperliche Reaktion, eine Bewegung. Daraufhin hielt ich nach dem Zeitfenster des Ursprungs Ausschau. "Es muss unerwartet und dramatisch gewesen sein!", sagte ich ihr. Im Anschluss daran schaute sie ihren Mann ganz entsetzt und verwundert an. "Das kann doch jetzt nicht sein", sprachen beide zeitgleich aus. Beide wussten auf Anhieb, worum es ging, doch mit klarem Verstand schien es so belanglos zu sein. Es stellte sich heraus, dass sie die zwei Kaninchen der Tochter abgeben wollten, da sie keine Zeit mehr für sie hatten. In der Frühe lag ein Kaninchen daraufhin tot im Käfig. Nachdem ich mit der Hilfesuchenden gearbeitet hatte, sagte sie zu ihrem Mann: "Ich kann dir nicht sagen, was sie getan hat, aber mir ist so heiß und etwas fühlt sich anders, leichter an." Eigentlich handelte es sich um etwas Natürliches, das für eine erwachsene Frau nicht so dramatisch sein muss. Doch wie der Fall zeigte manifestierte sich eine traumatische Wirkung.

EXKURSION:

FALLBESCHREIBUNG —MATHEMATIK

Traumatische Wirkung haben im Übrigen auch häufig die Aussagen von Lehrern, Vorgesetzten, Nachbarn und Ärzten. Sie können sehr prägend sein und hinterlassen nicht selten körperliche Symptome bei den Betroffenen. Ein Praxisbeispiel möchte ich diesbezüglich erläutern. Hannah (*Name geändert) schilderte mir während eines Termins ihr Thema. Sie eröffnete mir, dass sie das Gefühl habe, häufig energielos zu sein. Ich fragte sie, ob sie eine prägende Situation für mich parat habe, was sie bejahte. Es ging um die Mathematik-Hausaufgaben ihres neunjährigen Sohnes, um welche sie sich zusammen kümmerten. Im weiteren Verlauf unseres Gesprächs eröffnete sich ein Zeitfenster, in dem die Ursache liegt. In dieses Zeitfenster fiel ihre eigene Abiturprüfung hinein. Ich fragte sie, was denn in diesem Zusammenhang so auffällig gewesen sei. Sie sagte mir, sie habe diese Abiturprüfung damals unerwartet gut bestanden. "Was ist daran so dramatisch?", so meine Frage. "Nichts, nur sagte der Mathematiklehrer in der dritten Klasse zu mir, du wirst deine Abiturprüfung wegen des Fachs Mathematik nicht bestehen." Im Anschluss fragte ich sie wiederum, ob ihr denn nichts auffalle. "Nein, wieso?", so ihre Rückfrage. "Du hast deine Energielosigkeit mit der Mathematik-Hausaufgabe deines Sohnes in Verbindung gebracht und auch du warst damals zu dieser Zeit in der dritten Klasse", fasste ich für sie zusammen. Für mich war es ganz klar, denn ab der dritten Klasse befindet man sich in der Übergangsphase zur weiterführenden Schule. Somit wurde ihr eigenes Trauma wieder aktiv und sorgte für die körperlichen Symptome. Ich erklärte ihr zudem, dass solche Situationen auch häufig bei Geburten und durch Gespräche im Kreissaal, welche von Hebammen und Ärzten geführt werden, entstehen und auf ungeborene Seelen Einfluss nehmen. Plötzlich reagierte sie wieder und hatte umgehend ihre eigene Geburt und die Geburt ihrer Tochter im Kopf. Ein Deja-vu-Erlebnis, bei dem das bloße Erwähnen schon zu einer Erkenntnis führte. In einigen Sätzen konnte das Thema aufgelöst werden. Auch in diesem Fall wurden mir die richtigen Worte in den Mund gelegt, um der richtigen Route im Thema der Hilfesuchenden zu folgen.

WEISSE TAUBE IN FINSTERER NACHT:

POSTTRAUMATISCHES WACHSTUM

Resilienz / posttraumatische Reifung

Wie schon in den anderen Büchern stellt sich irgendwann die Frage, wie bei all den Traumata, Belastungen und Störungen das Positive gesehen werden soll. Schließlich liegt der Fokus meiner Bücher ja nicht auf dem Schlechten und auf all den schlimmen Komponenten von Migräne, Traumata oder ADHS. Im Zuge meiner Tätigkeit geht es darum, Menschen zu helfen und ihnen beratend zur Seite zu stehen. Wie immer im Leben gibt es auch bei Traumata eine "weiße Taube", die man irgendwann sehen kann und das trotz finsterer Nacht. In der Tat ist es schwierig, pauschal zu sagen, dass es auch in den finsteren Nächten weiße Tauben gibt. Traumatische Erlebnisse und Ereignisse sind für jedes Individuum belastend. Für die einen mehr, für die anderen weniger. Bei einer Therapie gibt es mitunter kleine Erfolge und Schritt für Schritt muss man sich die Normalität des Lebens erarbeiten. Ob das im Einzelfall immer als Erfolg, als Wahrnehmung einer "weißen Taube in finsterer Nacht" erlebt wird, ist fraglich. Chancen, auf lange Sicht aus dem Negativen etwas Positives zu machen, gibt es aber in der Tat.

Die Resilienz ist in diesem Zusammenhang entscheidend. Damit bezeichnet man die psychische Widerstandsfähigkeit. Zumeist benötigen Menschen nur eine enge Bezugsperson in ihrem Leben bzw. während des Leidens, um sich zu erholen. Laut einer Langzeitstudie ist es auch keinesfalls Gesetz, dass man sich nach einem Trauma nicht erholen kann. Es ist sogar möglich, dass sich diese Widerstandsfähigkeit nach einem erlebten Trauma noch verbessern und damit zunehmen kann.

Damit verbunden ist auch der Begriff der posttraumatischen Reifung. Einige Traumatisierte haben nämlich die Überzeugung, dass ihnen das Trauma zu einem Reifeprozess verholfen hat und dass sie die Erfahrungen, die sie aus diesem Prozess gewonnen haben, weitergebracht hat und sie darauf nicht verzichten wollen. Diese Tatsache kann wichtige Zielgröße einer Behandlung sein.

Posttraumatisches Wachstum

Es gibt Studien, die besagen, dass sogenanntes posttraumatisches Wachstum kein Einzelfall ist. *George Bonanno* ist Professor an der *Columbia University* in den Vereinigten Staaten. Glaubt man seinen Ergebnissen, dann werden 60 bis 80 % der Menschen, die eine tief greifende Krise erlebt und durchlebt haben, langfristig zufriedener und auch stärker. Schmerzvolle Rückschläge und Schmerz sorgen auch laut dem britischen Psychologen *Martin Phillips* dafür, dass die entsprechenden Personen Klarheit darüber erlangen, was sie in ihrem Leben tatsächlich wollen und brauchen, was ebenfalls zu einem glücklicheren Leben beitragen kann. Dieses Glück und Wachstum kann noch weiter ausformuliert werden. Der Psychologe *Richard G. Tedeschi* lehrt an der *UNC Charlotte* und hat fünf Bereiche des posttraumatischen Wachstums definiert.

1. Durch die intensiven Erlebnisse verändern sich die Prioritäten im Leben. Die Bedeutung der kleinen, vermeintlich alltäglichen Dinge nimmt zu, das Materielle verliert an Wert und die Bedeutung von persönlichen Beziehung wächst. Insgesamt wird das Leben intensiver wertgeschätzt.

2. Durch die traumatischen Erlebnisse wurden alte Beziehungen womöglich zerstört. Die übrigbleibenden Beziehungen werden frei nach dem Motto "in der Not erkennt man seine wahren Freunde" umso intensiver wahrgenommen und intensiviert. Gleichzeitig steigt die Fähigkeit zur Empathie mit solchen Menschen, die

ähnliche Erfahrungen sammeln mussten.

3. Weiterhin können traumatische Erlebnisse dazu führen, dass die eigenen Stärken besser erkannt und wahrgenommen werden. Denn durch das Bewusstsein der eigenen Verletzlichkeit steigt auch das Gefühl der inneren Stärke. Sicherheit ist ein Trugschluss, doch gleichzeitig weiß man, dass man auch katastrophale Folgen meistern kann.

4. Neue Möglichkeiten: Alte Ziele wurden eventuell hinfällig oder wertlos. In diesem Zusammenhang beginnt die Suche nach neuen Zielen und Aufgaben, was einen Berufswechsel zur Folge haben kann, oder vielleicht der Beginn eines intensiven sozialen Engagements wird.

5. Verbunden mit den erlebten Erfahrungen kann auch ein spiritueller Wandel die Folge sein. Mitunter werden nach durchlebten Krisen existenzielle Fragen gestellt, welche gewisse Änderungen verursachen können. Am Ende steht eine größere innere Zufriedenheit, sofern die "Sinnsuche" ein befriedigendes Ergebnis erbracht hat.

Weiterhin wurden vom britischen Psychologen *Stephen Joseph*, tätig an der Universität Nottingham, drei Elemente definiert, die seiner Meinung nach notwendig seien, damit ein solches posttraumatisches Wachsen möglich sei.

Voraussetzung 1: Das Leben ist unsicher. Diese Erkenntnis müsse man verinnerlichen, akzeptieren und sich davon gleichzeitig nicht einschüchtern lassen.

Voraussetzung 2: Umgang mit Emotionen: Man sollte seine Emotionen wahrnehmen, sie verstehen und zuletzt auch akzeptieren, um emotionale Selbsteinsicht und Reflexion zu erlangen.

Voraussetzung 3: Die Einsicht, dass man Verantwortung für sich selbst, seine Taten und sein Leben übernimmt und die Fähigkeit, sich in Krisensituationen nicht als Opfer zu sehen. Dazu gehört die bewusste Wahrnehmung der eigenen Autonomie und Selbstständigkeit.

Voraussetzung 4: Nach *Martin Seligman* und *Ann Marie Roepke*: Die Fähigkeit, sich stetig nach neuen Möglichkeiten und Optionen umzuschauen, sich dafür zu öffnen und diese Chancen dann auch zu ergreifen. Für sie ist er Schlüssel zum posttraumatischen Wachstum eng mit der Weisheit „Wenn sich eine Tür schließt, öffnet sich eine andere" verbunden.

FAZIT

Für mich zeigt es sich immer wieder, wie ein extrem lebensbedrohlicher Vorfall, aber auch wie ganz simple Ereignisse im Leben eine traumatisierende Persönlichkeitsstörung hervorrufen können. Häufig zieht sich diese Störung durch das ganze Leben eines Menschen, ohne dass je ein Zusammenhang mit der ursächlichen Situation hergestellt wird. Nicht selten wird in solch einem Fall ein Burn-Out-Syndrom, ein psychosomatischer Erschöpfungszustand, diagnostiziert. Wer von lebensbedrohlichen Traumata betroffen ist, von einem Psychotherapeuten, aus welchen Gründen auch immer, nicht die gewünschte Hilfe erhalten hat, wer sich von meinen Worten und den Beschreibungen rund um meine Auffassung von Behandlung angesprochen fühlt, wer bei sich ein Trauma oder eine Blockade, vielleicht auch vergleichsweise vermeintlich harmloserer Natur vermutet, der kann gern mit mir in den Dialog treten, mich kontaktieren und sich von mir therapieren lassen. Ansonsten kann ich Interessierten weiterführend natürlich meine Lektüren zu den Themen Kindstod, Migräne und ADS/ADHS bzw. Legasthenie empfehlen, denn das sind unter anderem Themenschwerpunkte der vorausgegangenen erschienenen Werke.

Für mich ist es in der Praxis schön zu beobachten, wenn mehrere Personen im Rahmen einer Gruppensitzung oder während eines Vortrages anwesend sind und sich die

Veränderungen an den Familienmitgliedern, Bekannten, Verwandten oder Teilnehmern in abgeschwächter Form zeigen, da sie mit dem Thema, dabei muss es sich nicht zwangsläufig um Traumata und Blockaden handeln, in Resonanz gehen. Dies geschieht, indem sich die Gesichter, die Hautfarbe, Körperhaltung, Ausstrahlung, Augen oder die innere Haltung innerhalb einer Minute ändern, oder wenn Anwesende einfach in Tränen ausbrechen. Der Hilfesuchende fühlt sich in diesem Fall oft sofort zehn Pfund leichter, als ob ihm ein Mehlsack abgefallen wäre.

Wichtig ist es daher, dass sich betroffene Menschen öffnen. Häufig ist es gar nicht unbedingt vonnöten, dass sie sich Therapeuten oder Helfenden öffnen. Sich selbst zu öffnen, für sich selbst, ist der erste entscheidende Schritt. Nur wenn man sich selbst bewusst wird, welches Problem besteht und dass man selbst und die eigene Psyche überhaupt ein Problem haben, kann man in der Lage dazu sein, sich selbst zu helfen bzw. sich helfen zu lassen. Wie ich bereits beschrieb, lassen sich die Menschen häufig von Schamgefühlen oder Stolz eingrenzen. Dabei zeugt es gerade von Mut und Stolz, sich einzugestehen, dass ein Problem vorliegt, das man nicht einfach mit "zur Seite schieben" lösen kann.

In diesem Sinne bin ich auch für euch da, wenn ihr, warum auch immer, Hilfe suchen solltet und bekommen wollt.

Wie immer schaue ich über den Tellerrand und beziehe das mit ein, was die Wissenschaft nicht unbedingt sichtbar machen kann. Wie schon bei den Themen ADHS oder Migräne gibt es auch bei Traumata keine unbedingt klaren Definitionen oder Eingrenzungen und vieles, das in der Wissenschaft unerforscht ist und wohl eine Weile auch unerforscht bleiben wird. Beispielsweise ist nicht einmal genau definiert, was "das Trauma" überhaupt ist. Ist es das traumatische Erl oder sind es die traumatischen Nachwirkungen? Sofern keine eindeutigen Katastrophen oder Lebenskrisen vorliegen, werden Traumata und Blockaden von vielen Menschen gar nicht erst bemerkt. Daher kann sich eine Behandlung und ein Termin von mir bzw. mit mir anbieten, denn vielleicht lösen sich Blockaden, von denen man gar nicht wusste, dass sie einen überhaupt aufhalten. Was auch immer ihr aus dieser hoffentlich informativen und anregenden Lektüre mitnehmen werdet, mitnehmt bzw. mitgenommen habt – in jedem Fall wünsche ich euch eine gute Zeit!

OFFENE FRAGEN

- Hattest auch Du traumatische Erfahrungen in Deinem Leben?

- Bist auch Du im Hamsterrad der Körper-Geist-Seelen-Symptome?

- Zeigen sich auch bei Dir körperliche Symptome?

- Bist Du bereit diesen traumatischen Erfahrungen Lebewohl zu sagen?

- Die enthaltene Licht- und Klangsignatur wirkt bei jedem, der diese durch selbstbestimmte bewusste Aktivierung zulässt.

- Dann kann bei Dir dieses Buch einen sanften Einstieg in die Körper-Geist-Seelen-Harmonie bewirken.

- Wohlbefinden und Gesundheit finden wir im harmonischen Einklang von Körper-Geist-Seele.

- Lass Wunder geschehen!

Ich habe die Bitte an alle Leser, die sich auf die aktivierte Licht- und Klangsignatur eingelassen haben, eine Rezension zu schreiben. Damit bieten wir den weiteren Lesern die Möglichkeit schneller einen sanften Ausstieg aus ihrem Hamsterrad der Körper-Geist-Seelen-Symptome.

DIE ENERGIE UND ICH

Was hältst du vom Übernatürlichem? Von Dingen, die sich wissenschaftlich nicht erklären lassen? Glaubst du an Energien und Schwingungen? Glaubst du an die Kraft des Heilens? Wenn du so tickst, wie die meisten Menschen ticken, wird deine Antwort wahrscheinlich auch so ausfallen, wie die Antwort der meisten Menschen: „Nein!" Das liegt unter anderem auch daran, dass wir das glauben, was gesellschaftlich als anerkannt gilt und das, was eben die meisten glauben. „Ich glaube nur an das, was ich sehe!" ist die Begründung der meisten Menschen. Wenn du diese Lektüre liest, könnte die gestellte Frage an dich sein: „Möchtest du an das glauben, was schon bekannt bzw. anerkannt ist?", oder „glaubst du an das, was möglich ist und möglich sein kann?" Was würdest du über dich selbst denken, wenn du schon in deiner Kindheit instinktiv ein Gespür für die Dinge hast, die nicht funktionieren? Wenn du ein Gespür für Manipulation hast? Wenn du beispielsweise im Abschlussjahr der Hauptschule in eine von vier Kochgruppen eingeteilt wurdest und dich eine Lehrerin betreut, welche die wenigsten Materialien mit dabeihat, dafür aber das Vierfache berechnet. Sie sagt, sie habe keine Sahne dabei, doch du bist die Einzige, die gesehen hat, wie sie die Sahne verschwinden lässt. Du denkst und merkst, dass du anders bist und vor allem sehr viel spürst und fühlst, schätze ich? Wenn du während deiner Schwangerschaft in der 30. Schwangerschaftswoche merkst, dass etwas an einer Stelle deines Körpers nicht stimmt und der Arzt stellt ein

ernsthaftes Problem an der Niere genau an der Stelle fest –
was glaubst du dann? Das stellt sich als wahr heraus.
Natürlich kann man dann daran glauben, dass das alles nur
Zufall ist. Mein Körper reagiert bei energetischen
Angelegenheiten wie ein Seismograf und löst halbseitige
Lähmungen bei mir aus. Vor acht Jahren schaltete sich mein
Computer einfach aus. Es war ein lautes Surren zu hören.
Eine Art Kugelblitz, eine orangene Kugel mit Schweif, ging
von der Steckdose über zum Computer und schließlich zum
Fernseher – hin und her. „Du spinnst doch", sagt dein
eigener Ehemann, wenn du ihm davon erzählst. Am Ende
muss er dir glauben, denn die Telefonleitung in der Wand
ist verschmort. 2013 kam ich aufgrund eines dreifachen
Bruches meines Sprunggelenks mit einer Splitterung
meines Knöchels ins Krankenhaus. Man sagte mir, man
müsse den Fuß amputieren. Wie aus der Rakete geschossen,
kam prompt die Antwort. Als ich ihm Rollstuhl saß, sprach
ein Mann durch mich: „Kommt nicht in Frage, das ist nicht
ausgemacht!", sagte er. „Woher kam die Stimme?", war die
nächste Frage. Ein dreiviertel Jahr dürfte ich ursprünglich
nicht arbeiten, hieß es. Am Freitag saß ich noch im Rollstuhl,
am Dienstag wurde ich entlassen, am nächsten Freitag
stand ich für zehn Tage auf einer Messe und hielt meine
Kochvorführungen ab. „Endlich mal ein Film, bei dem keine
Werbung kommt", sagt dein Schwiegervater zu dir. „Da
stimmt was nicht", denkst du dir und denkst gleichzeitig an
einen Hirntumor, nur damit dich die Ärzte letzten Endes
bestätigen. Wenn der Vater einer Arbeitskollegin nachts in
energetischer Form vor dir steht, der aber eigentlich gerade
im Krankenhaus und zudem im Sterben liegt, sein
Lebensenergiewert bei dir als eins von zehn angezeigt wird,

wie verhältst du dich dann? Du siehst und spürst es, wenn seine Lebensenergie beinahe ausgelöscht ist und nach ein paar Tagen siehst du ihn vor dir tanzen und weißt, seine Lebensenergie liegt jetzt bei sieben von zehn. Am Ende bestätigt dich deine Kollegin. Das sind nur sehr wenige von zahlreichen, zugegeben merkwürdigen Geschichten. Wie würdest du reagieren, wenn dir solche Dinge widerfahren? Du kannst versuchen, sie zu leugnen und immer und immer wieder wird dir das Gegenteil bewiesen. Du kannst verzweifeln und panisch wegrennen. Oder aber, du stellst dich der Tatsache, nimmst diese Gabe an, machst sie zur Lebensaufgabe und „akzeptierst dein Schicksal". So gibt es vielleicht im Laufe eines jeden menschlichen Lebens einen solchen Moment des „Stromschlages", der einen vor die Wahl stellt, ob man weglaufen oder sich stellen möchte. Meine Mutter befand sich mit mir etwa im vierten Schwangerschaftsmonat. Sie befand sich auf der Viehweide, als plötzlich ein schweres Gewitter aufzog. Sie wollte den elektrischen Weidezaun einhängen, als der Blitz einschlug. Sie erschrak und berührte mit ihrem Bauch den Weidezaun. Ob und inwiefern der Blitz auch noch in den Weidezaun fuhr, ist nicht bekannt. Das verursachte bei mir ein Brandmal und noch heute trage ich auf meiner linken Körperseite auf Höhe der Niere einen ca. 15 cm großen Abdruck. Es war meine „Verabredung von oben". Ich sehe einen Zusammenhang mit dem berühmten Bild in der Sixtinischen Kapelle, den berühmten Zeigefingern im Gemälde „Die Erschaffung des Adams". Diese Geschichte erinnert mich etwas an die Biografie des österreichisch-US-amerikanischen Erfinders, Physikers und Ingenieurs Nikola Tesla. Er sollte im Laufe seines Lebens für zum Teil bahnbrechende Erfindungen auf den Gebieten der Elektrotechnik, elektrischen Energietechnik und für die Entwicklung des Zweiphasen-Wechselstroms verantwortlich sein. Am 10. Juni 1856 kam Tesla zur Welt. In dieser Nacht tobte ein schreckliches Gewitter über seinem Geburtsort in Smilja, einer kleinen Stadt der Provinz Lika im heutigen Kroatien. Die Hebamme sprach in diesem Zusammenhang von einem „Kind des Sturmes", während die Mutter ihr entgegnete, dass ihr Sohn eher ein „Kind des Lichts" sei. Tesla widmete der Energie schlussendlich sein gesamtes Leben und es gab nichts, was ihn so faszinierte, wie Ströme und Energien. Ich bin weit davon entfernt, ein Entdecker und Erfinder auf dem Gebiet der Physik zu sein. Und doch kann ich mir vorstellen, dass in jener Nahtoderfahrung meine „Gabe" und meine besondere Beziehung zu Energien begründet sein kann.

DIE LICHT- UND KLANGSIGNATUR

Um einzelne Bände unabhängig von der Buchreihe „Trauma & Blockaden – Seelenknoten lösen mit Sophie" nutzen zu können, ist es notwendig, die Licht- und Klangsignatur zu erläutern. Du als Leser kannst entscheiden, ob du diese Lektüre nur lesen möchtest, oder ob du die Schwingungen, die von dieser Lektüre ausgehen, nutzen möchtest. Die Frage ist: Möchtest du dich von möglichen Problemen losschwingen? Ich sehe jeden Menschen als ein selbstbestimmtes Wesen an. Jeder entscheidet selbstständig, wie bzw. inwiefern er diese Lektüre nutzen möchte. Ob er das als Leser tun möchte, oder aber ob er sich durch die Lektüre für die „Licht- und Klangsignatur", so nenne ich meine Form der Schwingung, freischalten möchte. Alles, was ich hier in dieser Lektüre sage und schreibe, entspricht meinen persönlichen Erfahrungen und Meinungen. Jeder darf das, was für ihn stimmig erscheint, mitnehmen und das Unstimmige umbenennen oder bei seinem Entwicklungsprozess auf dem Weg zurücklassen. Den optimalen Nutzen dieser Lektüre hat man meiner Meinung nach dann, wenn man sich die Licht- und Klangsignatur zu Nutze macht, um seine Seelenknoten frei zu schwingen. Um diese Licht- und Klangsignatur freizuschalten, musst du einfach nur an deinen Vornamen und an dein Geburtstagsdatum denken. Eventuell wirst du beim Lesen der Lektüre ganz individuelle Reaktionen deines Körpers wahrnehmen und feststellen. Das kann sich in der Region des Halses durch ein Husten oder Räuspern bzw. durch einen „Kloß im Hals" äußern. Körperregionen können zu zucken beginnen. Auch Gähnen, Blinzeln, Flackern der Augen, Hitzegefühle und Schwitzen an Händen und Füßen sind beispielhafte Erscheinungen, die, neben vielen Varianten bzw. Variationen, auftreten können. Das ist aber nicht schlimm, im Gegenteil. Es zeigt, dass dein Körper in Reaktion geht. Er beginnt sich folglich, frei zu schwingen. Deine Aufgabe ist es, zu beobachten, an welcher Stelle der Lektüre diese Reaktionen ausgelöst werden. An dieser Stelle ist dein persönliches „Thema" vergraben. Dein Körper zeigt dann folglich eine bestimmte Form der Resonanz. Es mag außerdem Personen geben, die diese Lektüre womöglich interessiert lesen, aber sich zu einem bestimmten Zeitpunkt bzw. nach einem gewissen Ereignis verboten haben, zu fühlen und zu spüren. Das Leben kann verletzen und manche frieren ihre Emotionen ein, um dem Schmerz zu entgehen. Auch in diesen Fällen kann die Lektüre auf den Körper wirken und eine Resonanz erzeugen. Es ist in diesem Fall nur schwieriger, den Resonanzpunkt genau zu benennen. Es kann sich hier anbieten, einen Vertrauten zu bitten, für dich selbst zu fühlen, denn dadurch wird dir vieles bewusst werden. Um „auszuleiten", empfiehlt es sich, viel zu trinken. Unter Umständen kann auch Muskelkater auftreten, der durchaus zwei Tage anhalten kann. Auch das ist allerdings kein Grund zur Besorgnis. Es zeigt, dass sich die betroffenen Regionen deines Körpers zu regen beginnen und dass das Freischwingen aktiviert wurde. Körperregionen, die lange brach lagen und unterversorgt waren, werden wieder aktiv. Es ist deshalb ein gutes Zeichen, weil es zeigt, dass sich Symptome abschwächen oder auflösen. Die Körper-Geist-Seele harmonisiert sich. Dabei ist anzumerken, dass jeder Leser seine ganz eigene individuelle Entwicklungsgeschwindigkeit hat. Ein eigenes Zeitfenster, indem etwas bearbeitet werden kann. Dabei gibt es aktive Zeiten, aber auch solche Zeiten, in denen man abwarten muss, bis sich etwas Neues zeigen kann. Vielleicht ist es aktuell so, dass diese Lektüre noch nicht in deinem Entwicklungsplan auftaucht. Vielleicht ist es aber auch schon morgen oder in einer Woche so weit. Vielleicht dauert es auch ein paar Jahre. Es ist alles gut, so wie es ist. Nicht jeder Mensch geht mit allem in Resonanz und in diesem Fall ist das hier eben „nur" eine Lektüre – und nicht mehr. Mit Konfessionen hat diese Lektüre im Übrigen nichts zu tun. Sie soll unabhängig dieser Konfessionen operieren. Ich benutze Bezeichnungen wie Jesus, Maria, Gott, Hilarion, Melchisedek, Raphael oder Michael. Dabei handelt es sich für mich um Energieformen, denen ich für unsere dreidimensionale Welt Namen gebe, um bei euch Lesern bzw. bei den Klienten ein Kopfkino zu erzeugen, damit all das, was ich sage, verständlicher wird. Wenn man mein Leben und mich sieht und kennen lernt, wird man schnell feststellen, dass in meinem Leben vieles außergewöhnlich war, ist und vermutlich auch sein wird. Sich als Mensch zu verändern, ist etwas, was wir alle kennen und mitmachen. Ich habe in meinem Leben drei meiner Kinder nicht auf die Welt bringen können. Ich habe mehrere Nahtoderfahrungen hinter mir. Ich habe eines meiner Kinder bei einem tragischen Unfall verloren. Das ist wohl das Schlimmste, das sich Mütter, allgemein Menschen in ihrem Leben vorstellen können. Auch ich selbst war nicht von Schock-Diagnosen in meinem Leben verschont gewesen. Einst sagte man mir, man müsse meinen Fuß amputieren. Warum ich doch noch mit beiden Beinen durch das Leben gehe, wirst du durch die Reihe unter anderem erfahren. Ich sehe all diese Ereignisse, das ist im Übrigen nur ein kleiner Teil von dem, was mir passierte, als meine persönlichen Lernaufgaben. Das Leben hält gravierende Lernaufgaben für jedermann bereit. Inzwischen habe ich diese Lernaufgaben abgehakt und sehe mich nun in der Rolle, meine Lebensaufgabe umzusetzen. Meine Lebensaufgabe sehe ich darin, meine Erfahrungen in die Praxis, für all die anderen Menschen mit Problemen, zu übersetzen. Ich sehe meine Aufgabe weiterhin darin, Signale zu übersetzen und auch herauszufinden, wo dein Thema liegt. Jeder von uns hat ein „Thema", das ihn beschäftigt. Manchmal sind es äußere Symptome. Manchmal sind es Dinge, die wir nicht einmal richtig wahrnehmen und die weit zurückliegen können. Oft sind es Schicksale von Familienmitgliedern bzw. etwas, das in der Familie liegt. Vielleicht passiert dir selbst manchmal etwas und du weißt nicht, woher deine Reaktion kommt. Du siehst einen Fremden und plötzlich bekommst du Schweißausbrüche. Du kennst diese Person doch gar nicht? Warum reagiert dein Körper dann entsprechend? Es können unterbewusste Dinge sein, die eine Rolle spielen. Beispielsweise kann es sein, dass diese Person etwas Bestimmtes trägt bzw. anhat. Das könnte dich wiederum an etwas erinnern und deine Reaktion erklären. Solche Alltagsgeschichten bringen meine Patienten, was etwas zu medizinisch klingt bzw.

Kunden, was etwas zu unpersönlich klingt, nennen wir sie „Hilfesuchende", oft mit. Wir finden sie bei den Terminen, sei es auf Heilermessen, bei Kochvorführungen, bei meinen Terminen am Telefon oder im Behandlungsraum. Aber auch mitten auf der Straße, beim Einkaufen – einfach in allen Lebenslagen kommt so viel in Gesprächen zum Vorschein. Dabei lösen sich die ersten Themen ganz von allein durch den Impuls schon auf. Ich versuche nicht zu helfen, sondern lasse die Energie bzw. Gabe, welche durch mich fließen darf, einfach laufen. Das ist zum Teil schon die Lösung. Vielleicht erinnern euch die geschilderten Eindrücke an etwas Esoterisches. Doch damit kann ich nichts anfangen. Für mich ist meine Gabe, denn als solche sehe ich sie, etwas durch und durch bodenständiges. Mein Name ist Sophie Untersberger, zumal ich anmerken muss, dass es sich hierbei um ein Pseudonym handelt. Sophie steht für mich für die Ur-Zentral-Sonne, während Untersberg bekanntlich das nördlichste Massiv der Berchtesgadener Alpen darstellt und für Zeitanomalien und extreme Energiefelder bekannt ist. Mein Baujahr reicht zurück auf das Jahr 1964. Wohnhaft bin ich im schönen Bundesland Bayern, im Regierungsbezirk Schwaben, Landkreis Günzburg. Was man über Günzburg wissen muss? Das Legoland befindet sich dort. Ich bin verheiratet und Mutter von drei Kindern. Geboren habe ich allerdings vier Kinder. Wie bereits erwähnt sind drei meiner Kinder nicht auf die Welt gekommen. Vielleicht kannst du dir so schon vorstellen, dass mein Leben stets äußerst turbulent war und ist. Dabei bin ich nicht als „Heilerin" auf die Welt gekommen. Ich bin seit 1991 selbstständig. Promotion, Catering, Verbrauchermessen und Firmenschulungen stehen seitdem für mich an der Tagesordnung. Seit drei Jahren bin ich zusätzlich als energetische Heilerin aktiv und unterwegs. Neben dieser Gabe verfolge ich aber auch noch andere Leidenschaften, wie das Kochen. Auch hier sieht man mich in Form von Vorführen in Aktion. Ich lebe, was ich liebe und ich liebe, was ich lebe.

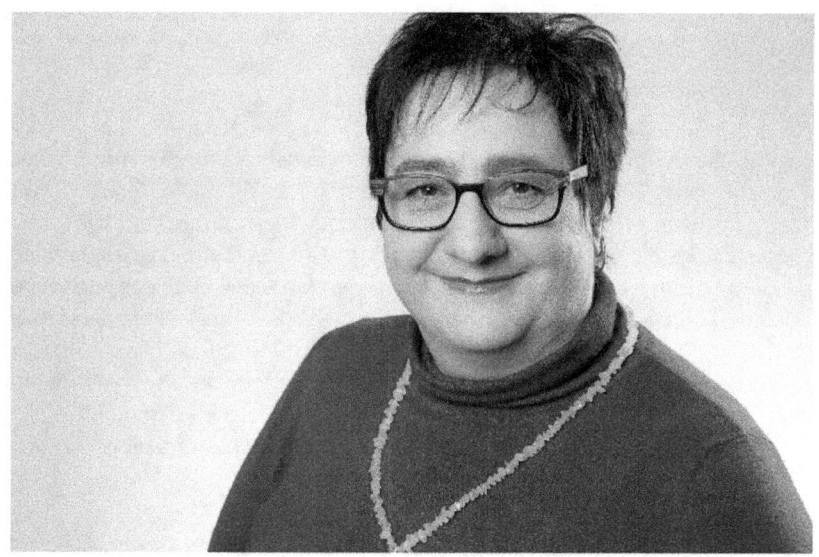

Haftungsausschluss

Die Anwendungen ersetzen in keinem Fall eine persönliche Beratung, Untersuchung oder Diagnose durch einen approbierten Arzt. Die Verantwortung zum Aufsuchen von Ärzten, Heilpraktikern oder Therapeuten liegt allein beim Leser. Die bereit gestellten Informationen und Inhalte dienen der allgemeinen unverbindlichen Unterstützung des Ratsuchenden. Die Inhalte des Buches von Helene Kollroß ersetzen nicht den Arztbesuch, sie können aber den Dialog zwischen Patienten und Arzt sinnvoll ergänzen und unterstützen. Mit dem Kauf des Buches stimmt der Käufer zu, eigenverantwortlich, die enthalten Licht- und Klangsignatur in Anspruch zu nehmen. Helene Kollroß haftet nicht für Schäden, die auf Grund eines fehlenden Arztbesuches entstehen können.

Impressum

Sophie Untersberger 2019

Auflage 1
Alle Rechte vorbehalten.
Nachdruck, auch auszugsweise, verboten.

www.ingramcontent.com/pod-product-compliance
Lightning Source LLC
Chambersburg PA
CBHW072242170526
45158CB00002BA/989